Dᴿ Joaquin PATRON ESPADA

Professeur à la Faculté de médecine de Mérida de Yucatan (Mexique).

Quelques considérations

sur

La Lèpre

Son traitement curatif

PARIS

TYPOGRAPHIE A. DAVY

52, RUE MADAME.

1899

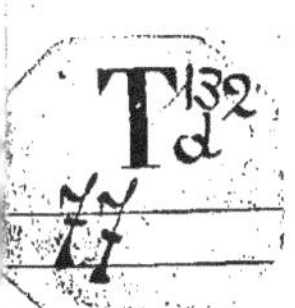

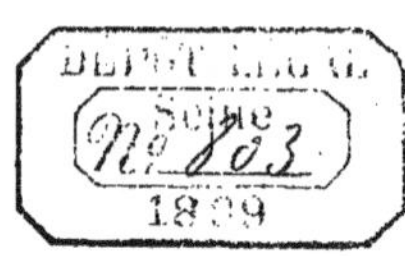

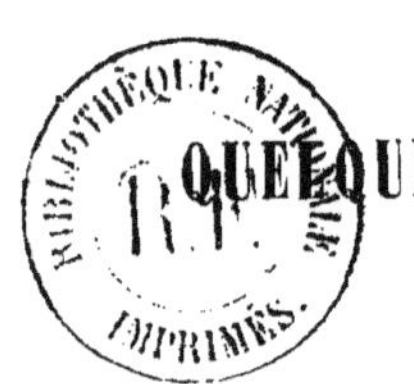

QUELQUES CONSIDÉRATIONS SUR LA LÈPRE

SON TRAITEMENT CURATIF

Td 132
77

Dʳ Joaquin PATRON ESPADA

Professeur à la Faculté de médecine de Mérida de Yucatan (Mexique).

Quelques considérations

sur

La Lèpre

Son traitement curatif

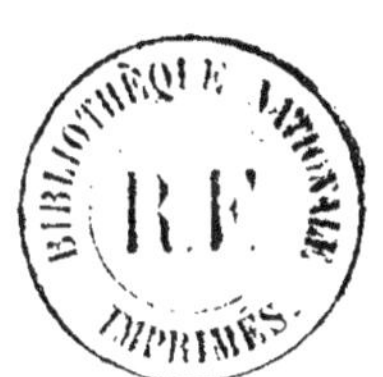
BIBLIOTHÈQUE NATIONALE
R.F.
IMPRIMÉS

PARIS

TYPOGRAPHIE A. DAVY

52, Rue Madame.

1899

QUELQUES CONSIDÉRATIONS SUR LA LÈPRE

SON TRAITEMENT CURATIF

(*Mémoire présenté à l'Académie de médecine de Paris*).

L'histoire de la lèpre n'est pas moins ancienne que celle de la syphilis, avec laquelle elle se confond. On sait, en effet, aujourd'hui, combien est erronée l'opinion qui a prétendu rapporter au XVᵉ siècle l'importation de la syphilis du nouveau continent dans l'ancien, par les compagnons de Christophe Colomb.

Avant l'ère chrétienne s'étaient fondées des léproseries, afin d'enrayer les progrès de la lèpre dans les divers points du globe où elle se trouvait disséminée, et afin de diminuer les foyers qui se multipliaient de plus en plus.

A notre avis, il y eut dans ces léproseries une triste confusion entre les lépreux et les syphilitiques. Notre opinion trouve une confirmation dans les recherches de M. P. Raymond, qui, en examinant des ossements trouvés dans les anciennes madeleines (cimetières des léproseries), y a constaté les traces indéniables de lésions syphilitiques (gommes).

Quand on apprit à mieux connaître la syphilis et, quand surtout, on connut son traitement spécifique, l'attention se porta vers cette maladie ; bientôt le nombre des léproseries diminua avec le nombre des cas étiquetés auparavant sous le diagnostic de lèpre ; on apprit à mieux connaître et à mieux distinguer cette dernière maladie, et les diverses formes sous lesquelles elle se présente. De nos jours, les modes d'exploration clinique et les découvertes bactériologiques récentes nous ont mis à l'abri de ces confusions.

On sait les terribles moyens prophylactiques mis en œuvre contre les lépreux, dans les temps éloignés, à cause surtout de l'ignorance où l'on était au sujet de la syphilis. Un grand nombre de syphilitiques succombèrent aux mesures prises contre eux, surtout à la séquestration absolue à laquelle ils étaient condamnés par erreur comme lépreux.

L'ancien continent, de même que le nouveau, se préoccupe très sérieusement de la lèpre et des mesures à prendre pour combattre ses ravages, qui effrayent les pays où règne cette maladie.

C'est dans ce but que l'Allemagne a, en 1897, pris l'initiative d'une conférence dans laquelle elle a fait appel au concours de tous les léprologues du monde, avec l'espoir d'arrêter la lèpre, ou tout au moins de la cantonner. De cette conférence sont sortis des travaux remarquables, qui nous ont appris à bien diagnostiquer la lèpre et les formes diverses qu'elle affecte ; or, n'est-ce pas la condition nécessaire, pour combattre une maladie, que de bien la connaître ?

Avec le Dr Zambaco, nous croyons, en nous basant sur les nombreux cas de lèpre qu'il nous a été donné d'observer au Mexique, que la sclérodermie, la sclérodactylie et l'aïnum sont des manifestations de la lèpre. Mais nous ne pouvons en dire autant de la syringomyélie, type Morvan ; les altérations nerveuses dont elle est l'expression diffèrent de celles de la vraie lèpre.

Dans celle-ci l'anesthésie est segmentaire, en forme rubanée, la paralysie faciale qui survient est périphérique. Dans la syringomyélie, la paralysie faciale est centrale, et la dissociation de la sensibilité est tout à fait caractéristique. D'ailleurs la recherche du bacille d'Hansen tranche la question ; elle met à couvert, dans une très grande mesure, contre les erreurs de diagnostic.

Sur la question du siège de ce bacille dans l'économie, tout le monde n'est pas encore d'accord. Quelques auteurs soutiennent qu'il est intra-cellulaire ; nos recherches nous ont amené à des constatations tout à fait différentes. En effet, dans 9 cas observés par nous ces années dernières, soit dans notre clientèle, soit dans notre service hospitalier, nous avons recherché le bacille d'Hansen et l'avons toujours trouvé extra cellulaire. Ce qui peut induire en erreur, c'est ce fait que le produit de la dégénérescence des grappes de bacilles affecte une grande ressemblance avec le protoplasma.

Bien que la lèpre débute en général par le nez, nous avons observé des cas dans lesquels la maladie s'est manifestée au début par des lésions des oreilles et des joues, lésions consistant en une infiltration de cellules conjonctives, disposées en manchons autour des vaisseaux sanguins.

Dans ces cas au début existait une anesthésie segmentaire en forme rubanée, au bord externe du pied, sans qu'il y ait encore de lésion apparente du nez, et des taches pigmentaires au tronc et à la face. Des ponctions capillaires, faites au niveau de ces taches, nous ont permis d'y trouver le bacille de Hansen.

. D'autres fois, quand la lèpre revêt la forme nerveuse, nous l'avons vue, avant l'apparition des lésions cutanées, débuter par des troubles de la sensibilité au toucher dans un ou deux doigts, de préférence dans le médius, et rester limitée à ces troubles sensitifs longtemps avant l'apparition des taches erythémateuses ou pigmentaires et des infiltrations cutanées. Nous citerons le cas d'un musicien qui s'aperçut qu'il ne sentait plus les touches du piano ; les lésions de la face, caractéristiques de la lèpre, n'apparurent que trois ans après.

Quelle que soit la forme de la lèpre, sa lésion initiale et prépondérante réside sans nul doute dans le système nerveux. Certaines de ses manifestations ne sont que la conséquence des lésions nerveuses.

Toutes les excrétions et sécrétions concourent à l'élimination et à la transmission du bacille de la lèpre et de ses toxines. Ainsi chez un de nos malades soumis au traitement par l'huile de Chaumoolgra, tel que nous l'exposerons plus loin, et qui présentait des signes de tuberculose pulmonaire, nous avons voulu nous assurer de l'état de perméabilité des reins, en recherchant dans les urines la réaction de l'acide gynocardique, par addition d'acide sulfurique ; l'acide gynocardique y faisait défaut, mais l'examen bactériologique nous fit découvrir dans ces urines à la fois le bacille de Koch et celui de Hansen. Les mêmes réactions colorantes servent en effet à déceler l'un et l'autre. Mais ils se distinguent en ce que le bacille de la lèpre est coloré par de simples solutions hydro-alcooliques de couleurs basiques d'aniline et n'est pas sensible à la coloration de Gram. Le bacille de Hansen, traité par les procédés d'Erlich et de Ziehl, résiste plus énergiquement à l'action des décolorants que le bacille de Koch.

Jusqu'ici il était de notion courante que les moyens de transmission de la lèpre sont de deux ordres : la contagion et l'hérédité. La contagion peut s'exercer par le contact fréquent avec les lépreux, ou avec leurs objets intimes, ou avec le linge qu'ils ont souillé.

L'origine de la lèpre au Mexique est inconnue et ancienne ; elle est toutefois certainement postérieure à la découverte de l'Amérique par Christophe Colomb et à la conquête du Yucatan par les Cortèz Espagnols, qui l'y importèrent. La meilleure preuve en est que les Indiens y sont absolument réfractaires.

A Mérida, capitale de la province de Yucatan, la lèpre existe d'une façon endémique, jamais cette maladie n'a frappé aucun des Indiens naturels du pays ; les métis n'en sont atteints que d'une façon très exceptionnelle. Nous ne l'avons observée que chez une femme métisse, soignée dans notre service à l'hôpital O'Horan, en juin 1896, femme de 45 ans environ et de tempérament lymphatique. Elle n'avait pas habité avec des lépreux, mais elle blanchissait le linge d'une famille dont tous les membres avaient la lèpre ; d'ailleurs, à son idée, elle avait été contagionnée par le linge de ses clients.

La lèpre, sauf ces cas très rares chez les métis, n'existe guère que chez les Créoles et les blancs. Aujourd'hui à Mérida de Yucatan, qui compte 45.500 habitants, on connaît 87 lépreux, soit près de 2 cas pour 1.000.

A propos de l'influence de l'hérédité, nous citerons les faits suivants, qui nous paraissent intéressants :

Une femme lépreuse dont le mari était sain, devint enceinte, alors qu'elle se trouvait en pleine période de mutilation lépreuse. Elle accoucha à terme, d'un garçon bien portant qu'elle allaita ; ce garçon est aujourd'hui âgé d'une quarantaine d'années, il n'a présenté aucun signe de lèpre.

Dans le second cas, il s'agit encore d'une femme mariée et atteinte de lèpre. Elle eut un fils qu'elle allaita et dont on la sépara vers l'âge de 2 ans. Son fils jouit d'une santé parfaite jusqu'à 22 ans, âge auquel débutèrent les symptômes de la lèpre ; il devint tout à fait lépreux.

Dans ces faits non plus que dans les autres que nous avons observés, l'hérédité n'a pas paru jouer un rôle étiologique primordial. Elle constitue une prédisposition à la contagion, celle-ci jouant le principal rôle dans l'étiologie de la lèpre.

De plus, les deux faits que nous venons de citer sont en opposition avec les opinions

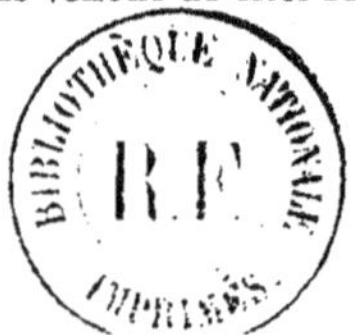
BIBLIOTHÈQUE NATIONALE R. F. IMPRIMÉS

de MM. Zikli, Suon, Babès, d'après lesquels, chez les femmes lépreuses, les glandes mammaires infiltrées de léprômes donneraient un lait bacillifère, qui devrait sûrement être une source de diffusion et de contagion. Notre intention n'est pas de réfuter d'une façon absolue cette opinion, car nous pensons que toutes les sécrétions sont des voies d'émission et de contagion, mais seulement de montrer que le lait des lépreuses n'est pas nécessairement léprogène. Nous n'avons jamais vu, pour notre part, de cas da lèpre transmise par le lait de la mère à son nourrisson, pas plus que nous n'avons vu de nouveau-né lépreux. Avec la plupart des léprologistes, nous sommes d'avis que le contagion se fait principalement par les sécrétions nasales.

Nous arrivons à la partie principale de notre travail, qui concerne les mesures à prendre pour enrayer la lèpre et diminuer ses ravages. A ce sujet, nous ne saurions assez protester, avec M. le Dr Gémy, contre les moyens proposés par le Dr Ashmed, de New-York, — séquestration forcée, — moyens qui nous paraissent tout aussi anti-humanitaires que ceux employés il y a plusieurs siècles.

Nous protestons aussi contre les assertions de M. Àshmed, qui concluent à l'inefficacité et à l'inutilité de tout traitement contre la lèpre. Avec M. Besnier et M. Gémy, nous croyons à la curabilité de cette maladie, et les faits que nous citerons plus loin sont la preuve de cette curabilité.

Les traitements employés jusqu'ici n'ont pas donné, en Europe du moins, de résultats très satisfaisants ni surtout durables, sauf dans quelques cas très rares parmi lesquels les 2 cas cités par M. Besnier à la conférence de Berlin, et qui entrent dans le cadre de ceux que nous citerons. Nous n'avons pas l'intention de faire la critique de ces traitements. Nous ferons que citer les injections d'arseniate de soude, qui n'ont jamais donné d'amélioration notable, non plus que les traitements topiques et les cautérisations chimiques et thermiques, le sérum de Carasquilla, l'ichthyol, l'iodoforme administrés à l'intérieur.

On a vu des érysipèles, provoqués ou survenus inopinément chez les lépreux, atténuer les symptômes de la lèpre, surtout les infiltrations, pour un temps limité seulement. Nous ne croyons pas qu'il y ait eu un seul cas de guérison survenue dans ces conditions.

Il existe un remède contre la lèpre, digne de plus d'attention, c'est l'huile de Chaumoolgra. Nous l'avons employé jusqu'ici, à l'exclusion de tout autre, de tout traitement local en particulier. Les résultats très encourageants, nous dirons même inespérés qu'il nous a donnés, nous ont amené à le considérer comme le plus efficace, comme le seul, susceptible d'amener la guérison.

L'emploi de l'huile de Chaumoolgra n'est pas absolument nouveau dans le traitement des dermatoses et en particulier de la lèpre. Depuis longtemps, en effet, les médecins de certains pays chauds (l'île Maurice, de la Réunion) l'emploient contre cette maladie.

Au Congrès de Berlin, M. E. Besnier rapportait, avec photographies à l'appui, les observations de 2 lépreux traités par lui et à peu près guéris. Le traitement avait

consisté dans l'emploi de l'huile de Chaumoolgra, des cautérisations au galvano-cau-
tère, des bains et des pansements. Ces résultats tranchent avec ceux qu'avaient
obtenus jusqu'alors d'autres médecins.

Or,la cause des insuccès ou des résultats incomplets obtenus à la suite de l'administration de l'huile de Chaumoolgra tenait aux doses insuffisantes auxquelles ce
médicament était prescrit et à l'impossibilité de l'administrer à doses élevées, pour
des raisons qui seront exposées plus loin. En effet, le remède avait été donné à des
doses maximas allant de 2 à 10 grammes par vingt-quatre heures, et réglées sur la tolé-
rance et la susceptibilité de chaque sujet : on administrait, au début, 5 à 10 gouttes, et
on augmentait progressivement jusqu'à 200 gouttes. Or le nombre des malades qui
peuvent dépasser la dose quotidienne de 50 à 100 gouttes est très rare, et en deçà
de cette dose le traitement ne donne pas des résultats bien brillants. M. Besnier sou-
tenait que pour obtenir des améliorations bien franches, il fallait aller à 200 gouttes
d'huile de Chaumoolgra par jour. Mais, ajoutait M. Besnier, un traitement aussi
intensif n'est réalisable que chez les sujets dont les voies digestives opposent une tolé-
rance suffisante; ceux-là sont en minorité. De plus, toujours d'après M. Besnier, l'huile
de Chaumoolgra est indiquée dans les pays froids et dans les saisons froides.

Le traitement par l'huile de Chaumoolgra n'est pas exempt de complications. Au
nombre de celles-ci, M. Besnier citait la néphrite albumineuse. Sans vouloir contester
la valeur des assertions de M. Besnier, nous nous permettrons de les trouver trop
absolues. En les prenant au pied de la lettre, il faudrait renoncer à un traitement
qui, seul peut donner une amélioration considérable, pouvant aller jusqu'à la guérison. Les phénomènes d'intolérance, les accidents rénaux, la grande difficulté de
faire tolérer le médicament à des doses actives tiennent à la façon d'administrer le
remède. Nous sommes beaucoup moins timoré; en nous basant sur les faits de notre
pratique, nous n'hésitons pas à affirmer que les doses employées couramment, et qui
ne dépassent pas 10 grammes par jour, sont insuffisantes. L'huile de Chaumoolgra
nous a donné des résultats remarquables, jusqu'à des guérisons, depuis que nous
nous sommes résolus à dépasser les doses employés jusqu'alors. Nous sommes ainsi
arrivé à considérer la dose quotidienne de 45 grammes d'huile de Chaumoolgra, comme
la dose normale, la seule réellement active; au-dessous de cette dose, nous n'avons
obtenu que des améliorations peu durables. Nous nous hâtons d'ajouter que cette
dose quotidienne de 45 grammes est très bien tolérée, quand elle est administrée avec
les précautions que nous allons indiquer.

L'huile de Chaumoolgra, ou du moins l'un de ses principes, l'acide *gynocardique*,
s'élimine, pour la plus grande partie, par les reins et la peau. D'où la nécessité d'assurer
le bon fonctionnement de ces émonctoires. Il est d'autant plus nécessaire de surveiller
et d'assurer la dépuration rénale que l'huile de Chaumoolgra est irritante pour le rein
et peut provoquer des néphrites albumineuses, ainsi que l'a fait remarquer M. Besnier.
Il est nécessaire aussi de veiller à ce que l'intégrité de l'estomac soit conservée, car
sur cet organe également le médicament exerce une action irritante, d'où une intolé-

rance fréquente des voies digestives, qui oblige à suspendre la médication. L'alimentation par le lait nous fournit le moyen d'atteindre ce double but : mettre les malades à l'abri des complications du côté du rein et des voies digestives; les mettre ainsi à l'abri de l'intolérance. C'est dans ce but que nous commençons à soumettre nos lépreux au régime lacté absolu. Notre expérience nous a amené à conclure que le traitement par l'huile de Chaumoolgra n'offre des chances de succès qu'au prix de cette condition, sans laquelle le lépreux ne pourrait tolérer le remède aux doses nécessaires pour assurer la guérison.

★

Voici le mode de traitement que nous avons constamment employé depuis trois ans. Il mérite d'attirer l'attention des médecins, car il nous a donné des résultats tels qu'ils n'ont encore été obtenus, croyons-nous, dans aucun cas, avec les autres procédés thérapeutiques et, en particulier, avec l'huile de Chaumoolgra donné aux doses habituellement prescrites.

La formule que nous avons adoptée est la suivante :

> Huile de Chaumoolgra. . . . . 250 grammes.
> Acide phénique neigeux . . . 0,10 centigrammes.

Le malade ayant été mis au régime lacté absolu (3 à 4 litres de lait par jour, pris par petites quantités espacées), nous lui administrerons 3 fois par jour, dans une tasse de lait, X gouttes de cette préparation, le premier jour; les jours suivants nous augmentons de II gouttes chaque prise. Au bout du premier mois, le malade est arrivé à la dose quotidienne de 11 à 12 grammes. La dose d'huile de Chaumoolgra est alors augmentée de IV à V gouttes trois fois par jour ; la dose quotidienne est ainsi portée à 45 grammes, au bout de deux mois et demi à trois mois.

On continue cette dose pendant un mois et demi en moyenne. Régulièrement la durée de cette première étape du traitement est de quatre mois. Nous suspendons alors la médication, et nous autorisons le malade à revenir au régime alimentaire habituel. Entre temps, on voit l'amélioration se dessiner lentement et progressivement : les tubercules deviennent moins saillants, les infiltrations se résorbent, les taches pâlissent et l'anesthésie diminue ; l'élimination des segments des membres gangrenés s'effectue. Mais l'amélioration ne devient réellement nette et très appréciable que lorsque, depuis quelques jours, on est arrivé à la dose de 45 grammes ; à partir de ce moment, la marche vers la guérison est rapide.

Nous croyons inutile d'insister sur ce que le malade doit être l'objet d'une surveillance attentive de la part du médecin.

★

Si la maladie est attaquée de cette façon, à son début, un traitement de quatre mois peut suffire pour amener la guérison complète. Les choses se sont passées ainsi chez un de nos malades.

Si la lèpre est ancienne, cette première cure amène une amélioration considérable à tous les points de vue, mais non la guérison. En tout cas, nous suspendons le traitement pendant quatre mois; puis nous instituons une deuxième cure de quatre mois, dirigée comme la première,

Nous avons fixé la durée de chaque cure à quatre mois, parce que, au bout de ce temps, les malades éprouvent une répugnance invincible pour le médicament, et sont fatigués du régime sévère auquel ils sont soumis. Nous n'avons pu, pour notre part, obtenir d'aucun de nos malades qu'il restât au régime lacté plus longtemps. Il faut, du reste, compter avec l'indocilité des sujets, qui se fatiguent du lait, et vis-à-vis desquels il faut employer chaque jour la persuasion, afin de les décider à persister dans une épreuve qui leur permettra de guérir et de faire leur rentrée dans la société. Il faut lutter contre l'impatience des malades. Nous en avons vu qui, les uns au bout de quelques jours, d'autres au bout d'un mois, ont refusé de continuer le traitement, surtout à cause du régime lacté, que nous considérons comme un élément indispensable de la cure. Par contre, chez les lépreux qui ont subi le traitement par l'huile de Chaumoolgra à hautes doses, pendant des périodes de quatre mois, nous n'avons jamais observé d'accidents d'irritation rénale; mais étant donnée l'action de cette substance sur les reins, nous nous demandons si, à la longue, le traitement, quoique associé au régime lacté, n'arriverait pas à provoquer des accidents de ce côté. Aussi croyons-nous prudent de limiter la durée de l'administration de l'huile de Chaumoolgra à fortes doses.

Administré de cette façon et dans du lait, le médicament est très bien toléré par l'estomac.

Le seul effet secondaire qui survient chez tous les sujets soumis pour la première fois à notre traitement est la diarrhée. En général les lépreux sont constipés. Or, dans un temps qui varie entre le quinzième et le vingtième jour après le début du traitement, le malade est toujours pris d'une diarrhée abondante et séreuse, qui augmente si l'on continue la médication. Il est nécessaire de l'interrompre jusqu'à ce que la diarrhée ait disparu. Au bout de quelques jours, on reprend le traitement comme nous venons de l'exposer. Circonstance à signaler, la constipation ne revient pas, les fonctions intestinales s'accomplissent normalement.

Pendant la pause de quatre mois, qui succède à une cure d'égale durée, l'amélioration obtenue reste intégrale, la maladie subit un temps d'arrêt. Une deuxième cure détermine une nouvelle amélioration de plus en plus marquée, et ainsi jusqu'à la guérison complète. Dans les cas qui jusqu'à ce jour ont nécessité le traitement le plus prolongé, la guérison a été obtenue par 3 cures successives alternant avec des repos de quatre mois. Nous n'avons certes pas la prétention de dire que l'on peut guérir les gangrènes, les atrophies musculaires des lépreux, par ce traitement, pas plus que par tout autre. Pour ce qui concerne les gangrènes, on obtient le seul résultat possible: la gangrène s'arrête, se localise; le sillon d'élimination se dessine de plus en plus, les tissus nécrosés s'éliminent, la cicatrisation s'opère au niveau de la séparation des tissus gangrenés et des tissus sains.

Quant aux atrophies, si elles sont sous la dépendance de lésions médullaires, en particulier de lésions des cordons antérieurs de la moelle, nous n'avons aucune prise sur elles. On peut comparer ce qui se passe, en pareil cas, avec ce qui a lieu dans le tabès dorsalis, dont on connaît bien aujourd'hui, grâce aux travaux des professeurs Erb, Fournier et Raymond, les relations avec la syphilis. Le traitement spécifique amène la guérison des lésions directement provoquées par la syphilis, mais il n'a aucune action contre les scléroses médullaires qui sont la conséquence indirecte de la vérole; il reste sans effets sur le tabès dorsalis et sur les hémiplégies d'origine syphilitique. De même, le traitement anti-lépreux guérit les manifestations de la lèpre, mais ne peut rendre la vitalité aux parties de la moelle ou des troncs nerveux, frappées de dégénérescence, de sclérose, pas plus qu'il ne peut rendre la vitalité aux tissus gangrénés.

Il est une notion généralement admise, c'est que les traitements huileux sont beaucoup mieux tolérés dans les pays froids et pendant la saison froide que dans les pays chauds et en été. Cette croyance a cours en Europe, à l'égard de l'huile de Chaumoolgra. A notre avis, elle est erronée. Nos malades supportent admirablement cette substance, à Mérida, en été, alors que la température s'élève jusqu'à 35°; ils la tolèrent même mieux, à ce moment-là, que pendant la saison d'hiver, à une époque où la température se maintient entre 12 et 15°. Pendant notre séjour à Paris, nous avons eu en observation une malade atteinte de lèpre, dont nous donnerons plus loin l'observation, et qui est soumise à notre traitement. Or, elle-même a remarqué et signalé le fait aux médecins qui ont été appelés auprès d'elle, les Drs Brocq, Trousseau et Kœnig, qu'elle tolère beaucoup mieux et avec moins de répugnance l'huile de Chaumoolgra en été qu'en hiver. Du reste, l'huile de Chaumoolgra, ou du moins son acide gynocardique, s'élimine par tous les émonctoires; cette élimination sera donc d'autant plus active par la peau que la sudation sera plus abondante. Le rein se trouve ainsi soulagé d'une partie de sa tâche. Une preuve de l'élimination très active de l'huile par les glandes sudoripares est fournie par l'odeur extrêmement marquée de Chaumoolgra qu'exhalent les malades soumis à son absorption et qui transpirent, ainsi que par la teinte jaunâtre de leur sueur.

Les contre-indications au traitement sont tirées: 1° de l'état des reins, c'est-à-dire de la constatation d'une albuminurie, principalement en raison de l'élimination défectueuse, insuffisante; 2° de la coexistence d'une maladie cachectisante, de lésions du foie.

Nous citerons à ce sujet le cas d'un lépreux atteint de tuberculose pulmonaire, dont nous avons parlé plus haut. Chez lui, nous avons cessé le traitement antilépreux, d'abord parce que nous avons constaté que l'acide gynocardique ne passait pas dans ses urines, mais aussi en raison de sa cachexie, du mauvais état de ses voies digestives, et du degré avancé de sa tuberculose.

Nous avons soumis 10 malades atteints de lèpre au traitement que nous avons exposé. Nous éliminons d'abord de notre statistique le cas du lépreux phtisique, auquel nous venons de faire allusion. Des 9 autres cas, 7 concernent des sujets atteints de lèpre récente, mais ayant déjà des infiltrations et des tubercules lupiques ; 2 cas se rapportent à des cas de lèpre ancienne.

Dans l'un des deux derniers cas, la lèpre datait de neuf ans. Le malade présentait des tubercules énormes, avec ulcères étendus des jambes, des nodosités du cubital, des troubles caractéristiques de la sensibilité.

Le traitement a duré quatre mois, mais avec plusieurs interruptions dues à l'indocilité du sujet à l'égard du régime lacté. Les résultats du traitement ont été rapides. D'abord les ulcères se sont cicatrisés, puis les tubercules de la peau, les léprômes de la conjonctive, les nodosités du cubital ; plus tard les infiltrations, et en dernier lieu les troubles de la sensibilité ont disparu. Le malade est guéri ; il ne lui reste que quelques troubles oculaires, qui consistent en des exsudats de l'œil droit, sur toute la circonférence de l'iris. Ils forment des synéchies, qui déforment et rétrécissent le champ pupillaire et des infiltrations de la cornée.

Un autre malade atteint de la lèpre, depuis une longue date, a refusé de continuer le régime lacté, même après constatation de l'amélioration obtenue chez lui.

Trois des malades atteints de lèpre au début, les seuls qui ont eu le courage et la constance de se soumettre absolument à nos prescriptions, sont complètement guéris. le premier après une seule cure de quatre mois, les deux autres après deux périodes de traitement.

Nous n'avons pas eu un seul insuccès chez les malades qui ont eu la persévérance de se soumettre quatre mois de suite à notre traitement.

A l'appui des assertions qui précèdent, nous citerons les observations suivantes :

OBSERVATION I

Femme dont il a été déjà question, contagionnée par le linge de lépreux, soumise dès le début de sa maladie au traitement par le lait et l'huile de Chaumoolgra à hautes doses. Au bout de trois mois, elle a voulu quitter l'hôpital O'Horan, se prétendant guérie. Les symptômes de la lèpre (infiltration de petits tubercules, taches érythémateuses, anesthésie du médius de la main droite et du bord externe du pied gauche) avaient complètement disparu. Mais ,à notre avis, la guérison n'était pas absolue, le traitement n'avait pas duré assez longtemps.

OBSERVATION II

S. S., né à Mérida, tanneur, sans antécédents lépreux héréditaires ; marié à une femme saine, père d'enfants bien portants. Présente à trente ans les manifestations suivantes : nodosités sur le nerf cubital des deux côtés, anesthésie de forme symétrique, ru année, au bord externe des deux pieds ; faciès caractéristique, quelques taches violacées au tronc ; cheveux conservés ; alopécie sourcilière au début ; infiltration des oreilles ; quelques tubercules saillants aux cuisses et aux jambes ; pléiade ganglionnaire aux aines ; nez normal. Pendant plus d'un an, on le soigne sans succès pour la syphilis. Appelé à lui donner nos soins, nous l'avons soumis à notre traitement ; au bout de quatre mois, tous les symptômes de la lèpre avaient disparu, le malade est complètement guéri et jouit d'une parfaite santé.

OBSERVATION III

Mme M. N. habite actuellement Paris et n'a aucun antécédent lépreux ; elle est atteinte de lèpre qu'elle avait contractée, il y a 9 ans, dans l'Amérique du Sud. Avant l'institution du traitement, elle était dans un état d'impotence complète, en raison d'une infiltration énorme des cuisses qui avaient un aspect éléphantiasique ; la malade ne pouvait quitter le lit. Enormes tubercules sur les joues, infiltrations des oreilles et des extrémités supérieures et inférieures, taches blanchâtres et violacées alternant sur toute la surface du corps ; névralgie faciale droite intermittente ; anesthésie rubanée des extrémités des quatre membres ; insomnie ; constipation habituelle. Manifestations complexes du côté des yeux ; à l'œil gauche, elle présente de l'iridochoroïdite, un glaucome et une kératite spéciale, caractérisée par une infiltration blanchâtre, au milieu de la cornée. En cet endroit on distingue un fin piqueté noir disséminé, ressemblant tellement à un tatouage ancien, que plusieurs oculistes, et des meilleurs, s'y sont trompés.

A l'œil droit, elle a des taches blanchâtres dans la cornée, avec une ancienne iritis qui est devenue chronique.

La malade est nerveuse, très réfractaire à toute cure un peu longue, aussi notre traitement a-t-il été interrompu à plusieurs reprises. Malgré ces interruptions, Mme M. N. pouvait, au bout de quatre mois, quitter son lit ; il y avait une amélioration énorme à tous les points de vue. Le traitement a été suspendu, puis repris. Actuellement les cuisses ont repris leur volume normal, toute infiltration a disparu, la souplesse des téguments est devenue normale, les tubercules de la face ont disparu, en laissant à leur place des cicatrices blanchâtres très nettes. La marche est facile, la malade n'a plus de névralgies, elle dort très bien ; ses forces ont augmenté ; elle est complètement guérie à son avis. Il ne reste que les manifestations oculaires, et nous espérons qu'en continuant le traitement, nous les verrons s'atténuer, tout au moins celles qui sont sous la dépendance directe de la lèpre.

Il n'est pas dans notre intention de prétendre que le traitement que nous préconisons réussisse infailliblement dans tous les cas ; l'absolutisme n'existe pas en médecine. Mais en raison des résultats remarquables qu'il nous a donnés, nous avons cru devoir attirer l'attention sur ce procédé, dans l'espoir que l'on pourra en guérissant la lèpre, limiter les ravages de ce fléau, sans recourir aux mesures rigoureuses, attentatoires à la liberté individuelle.

Paris. — Typ. A. DAVY, 52, rue Madame. — Téléphone.

www.ingramcontent.com/pod-product-compliance
Lightning Source LLC
LaVergne TN
LVHW021737030726
842523LV00004B/1475